Rahel Bürger-Rasquin
Tanja Baker-Zöllner

Schmerzen lindern, Energie steigern

Rasche Hilfe durch den Kaffee-Einlauf

Die Autorinnen freuen sich über Rückmeldungen zu diesem Buch.
Schicken Sie diese an:
info@nimmsleicht.com
oder
Rahel Bürger-Rasquin
Von-Schilling-Str. 55
50259 Pulheim
Frau Rahel Bürger-Rasquin verschickt per Email Rundbriefe.
Falls Sie diese abonnieren möchten, melden Sie sich hier an:
www.nimmsleicht.com

Hinweis
Diese Informationen sind kein Ersatz für eine eventuell notwendige ärztliche Behandlung. Wir wollen Ihnen mit diesen Texten ermöglichen, verantwortungsbewusste Entscheidungen in Gesundheitsfragen zu treffen.

1. Auflage
Herstellung und Verlag: Books on Demand GmbH
Norderstedt 2010
© Rahel Bürger-Rasquin
Titelbild und Umschlag-Gestaltung: T. Baker-Zöllner
Layout: T. Baker-Zöllner
Lektorat und Korrektorat: Katinka Lutze
ISBN 978-3-839-170243

Inhaltsverzeichnis

Vorwort 7
Rahels Erfahrungen 8
Günters Erfahrungen 9
Der Kaffee-Einlauf, ein altbewährtes Hausmittel 10
   Vorbereitungen 11
   Die praktische Durchführung 12
      Bequem und entspannt 12
      Behutsam und langsam 13
      Wie neugeboren 14
   Individuelle Unterschiede 14
Das Kaffee-Klistier – eine Variante 15
   Wirkungen und Nebenwirkungen 15
   Die Qualität des Wassers 16
   Warum Kaffee 18
Pfortader System 19
Leber und Galle 19
   Leber und Schilddrüse 20
   Leber und Bauchspeicheldrüse 20
   Weitere Aufgaben der Leber 21
Hinweise auf eine Leberschwäche 21
   Was die Leber belastet 22
      Gestörte Funktion 23
   Entlastung und Unterstützung 24
      Ruhe und Wärme 24
      Unterstützung durch Bitterstoffe 25
      Unterstützung durch Vitamine und Mineralstoffe 26
      Regeneration der Leber 27
Das vegetative Nervensystem 28
Lebenswichtiger Darm 29
   Der Dickdarm 29
   Darm und Lymphe 30
      Blutbahnen 30
      Lymphatisches System 30
      Fette im Darm 31
Hilfen für Tage ohne Kaffee-Einlauf 32
Kaffee trinken wirkt anders 33
   Fakten über Kaffee 34

Koffein und seine Wirkungen	34
Gut fürs Gehirn	35
Das kleine Glück	35
Gesund genießen	36
Das rechte Maß	36
Wiederverwertung von Kaffeesatz	36
Erfahrungen in Stichworten	37
Literaturverzeichnis	41
Benutzte Internetseiten	42
Die Autorinnen	43

*Der Mensch, der zu beschäftigt ist,
sich um seine Gesundheit zu kümmern,
ist wie ein Handwerker, der keine Zeit hat,
seine Werkzeuge zu pflegen.*

Spanisches Sprichwort

Vorwort

Seit einiger Zeit stelle ich bei Nachrichten und Büchern regelmäßig die Frage: Wer profitiert von „dieser Wahrheit". Wenn jemand, der medizinische Geräte verkauft, ein Buch schreibt, das die Wirksamkeit der entsprechenden Behandlung ausführlich beschreibt, stelle ich die Aussage des Buches in Frage. Wenn Meldungen über nutzlose medizinische Medikamente klein neben den tollen Errungenschaften anderer Medikamente auftauchen, wird über die Presse Werbung gemacht. Parallel dazu habe ich gelesen, dass „mindestens 40 % der klinischen Daten geschönt und gefälscht"[1] sind.

Ich achte sehr genau darauf, was ich glaube und was nicht. Wenn Informationen keine Angst machen, den Menschen nicht das Geld aus der Tasche ziehen und zu einer praktikablen Selbstverantwortung führen, sind sie für mich glaubhaft. Gleichzeitig spielen persönliche Erfahrungen von Menschen für mich eine wichtige Rolle.

In letzter Zeit habe ich immer wieder festgestellt, dass Bücher, die praktikable Techniken mit einer größtmöglichen Verbesserung bei körperlichen Beschwerden verbreiten, nicht wieder aufgelegt werden und dann zu Höchstpreisen bei unterschiedlichen Internetanbietern verkauft werden.

Der britische Thronfolger Prinz Charles wurde von der Presse heftig kritisiert, als er den täglichen Kaffee-Einlauf als eine Möglichkeit zur Erleichterung bei Krebsleiden erwähnte.[2] Gleichzeitig sind im Buch von Dr. Max Gerson[3] 50 Krebsfälle beschrieben, die mit einer Therapie, zu der tägliche Kaffee-Einläufe gehören, wieder gesund wurden. Die Schulmedizin hatte viele dieser Patienten schon längst aufgegeben.

Wenn Menschen ihr Wohlbefinden und ihren Gesundheitszustand durch einen Kaffee-Einlauf verbessern können, finde ich es wichtig, dass entsprechende Informationen dazu verfügbar sind.

T. Baker-Zöllner

---

[1] aus: Sabersky, Annette; Zittlau, Jörg: Die Qualitätslüge, München 2009, S. 271
[2] aus www.abendblatt.de/vermischtes/article263819/Kaffee-Einlauf-gegen-Krebs-Scheltefuer-Charles.html
[3] Gerson, Dr. Max: Eine Krebstherapie, Weil der Stadt 2002

Rahels Erfahrungen

Als ich Mitte vierzig war, kam ich in die Wechseljahre. Ich litt unter unregelmäßigen, sehr starken Blutungen. Der Frauenarzt fand keine Besonderheiten und hatte höchstens eine Ausschabung im Angebot. Dazu war ich nicht bereit. Ich suchte nach Wegen, die dem Körper helfen, sich selbst zu regulieren. Homöopathische oder pflanzliche Heilmittel schlugen bei mir leider nicht an.

Auf einem Darmseminar mit dem Heilpraktiker Peter Königs lernte ich 1994 die wichtigen Zusammenhänge zwischen Darmgesundheit und Gesamtgesundheit genauer kennen. Dort hörte ich auch vom Kaffee-Einlauf. Nachdem ich weitere Informationen dazu gefunden hatte, begann ich mit der Durchführung.

Mit dem Kaffee-Einlauf konnte ich die Blutungen schnell und deutlich verringern. So gewöhnte ich mich daran, täglich mindestens einen Kaffee-Einlauf zu machen, nicht nur bei zu starken Blutungen. Auch Kopfschmerzen und Migräne gingen dadurch zurück und mein Wohlbefinden steigerte sich.

Im August 1996 stürzte ich im Garten und zog mir einen komplizierten Bruch des rechten Ellenbogengelenks zu. Der Schock, zwei Vollnarkosen, zehn radiologische Bestrahlungen und 5 ½ Wochen Klinikaufenthalt stürzten mich in eine schwere Depression. Ich hatte Angst, meinen rechten Arm nie wieder voll belasten zu können.

Die Ärzte operierten und behandelten meinen Arm, aber meine Gefühle nahmen sie nicht wahr. Mein Bedürfnis nach sachlicher Information wurde nicht berücksichtigt. In dieser Zeit war der Kaffee-Einlauf mehrmals täglich die einzige Möglichkeit, mir einen Teil des Stresses, der Depression und der Angst zu nehmen. Die Durchführung des Kaffee-Einlaufs im Badezimmer im Krankenhaus mit einem eingegipsten Arm ohne Hilfe war eine turnerische Leistung. Trotz der Schmerzen im Arm nahm ich dies mehrmals am Tag in Kauf.

Auch in der Zeit nach dem Krankenhausaufenthalt hatte ich ständig Schmerzen und konnte meinen rechten Arm kaum belasten. Krankengymnastik brachte keine Verbesserungen, trotzdem übte ich unter Schmerzen täglich. Die Arbeit im Haushalt war die gleiche geblieben, und nur einige Stunden die Woche hatte ich fremde Hilfe. Die Überlastung des Armes führte zu Verspannungen und Schmerzen in Nacken und Schultern. Ohne den Kaffee-Einlauf bei Schmerzen und Schlaflosigkeit wäre ich kaum etwas zur Ruhe gekommen.

Gleichzeitig wurden in der darauf folgenden Zeit die körperlichen Einschränkungen meines Mannes durch seinen neuralen Muskelschwund sehr deutlich. Das Leben war sehr kompliziert mit zwei Menschen, für die alltäglicher Kleinkram kaum zu bewältigen war.

Wann immer der Stress zu groß wird, entlastet mich der Kaffee-Einlauf meist innerhalb von 30 Minuten. Heute brauche ich in normalen Zeiten den Einlauf nicht täglich. Bei Unwohlsein, Schmerzen oder anderen Alltagsbeschwerden setze ich ihn gezielt zur Entlastung und Entspannung ein.

Günters Erfahrungen

Nach drei Fußoperationen mit zwei Vollnarkosen und einer Spinalnarkose (in den Jahren 1992 bis 1994) kam Günters normale Verdauung nicht wieder in Gang. Seine schmerzhafte Verstopfung reagierte weder auf schulmedizinische, naturheilkundliche Hilfsmittel oder ballaststoffreiche Ernährung.

1994 im Herbst lernten wir den Kaffee-Einlauf kennen. Er war bei starker Verstopfung schwierig, aber trotzdem führte er zu zufriedenstellenden Entleerungen. Wenn wir zwischendurch eine neue Anregung bekamen, die Verstopfung beheben sollte, probierten wir dies aus. Manches half kurzfristig. Doch der Kaffee-Einlauf wirkte am besten.

Bei der regelmäßigen Anwendung jeden oder jeden zweiten Tag verbesserte sich die harte Verstopfung. So konnten auch die Hämorrhoiden allmählich abheilen und wurden beschwerdefrei.

1999 wurde der schleichende neurale Muskelschwund so stark, dass Günter für draußen einen Rollstuhl brauchte, weil er keine 50 m mehr gehen konnte.

Zu wenig Bewegung verstärkt häufig bestehende Verstopfung. Bei körperlichen Einschränkungen entsteht so ein Teufelskreis. Durch zu wenig Bewegung wird die Verdauung nicht genügend angeregt, der Speisebrei bleibt zu lange im Körper und fängt an zu gären. Dies führt zu einer schleichenden Vergiftung, diese wiederum verschlechtert das Allgemeinbefinden. Dadurch ist ein Mensch schwach und bewegt sich wenig.

Günter bekam regelmäßig im Winter oder Frühjahr eine starke Bronchitis. In solchen Zeiten machten wir öfters Kaffee-Einläufe. Das verkürzte das Kranksein und verbesserte das Wohlbefinden. Mittlerweile bekommt Günter keine Bronchitis mehr.

Bei Unwohlsein, allergischen Belastungen oder Ähnlichem führt Günter einen zusätzlichen Kaffee-Einlauf durch. Dies vermindert oder verkürzt akute Beschwerden.

Seit Sommer 2008 trainiert Günter regelmäßig auf Galileo[4]. Dadurch werden die Muskeln mechanisch trainiert und Günter kann sich etwas leichter und länger auf den Beinen halten als in den Jahren davor. Die Verdauung änderte sich dadurch nicht.

Seit September 2008 meidet Günter Lebensmittel, gegen die sein Blut Antikörper bildet. Seitdem geht es Günter viel besser. Die Verdauung änderte sich deutlich. Der Stuhl ist weniger verhärtet und Günter hat zwischen dem Kaffee-Einlauf und den Entleerungen weniger Bauchschmerzen. Eine eigenständige Verdauung und Entleerung kam dadurch aber nicht wieder in Gang.

Anfang 2010 versuchte Günter, den Rhythmus des Kaffee-Einlaufs von täglich auf alle zwei Tage zu verändern. Sein Allgemeinbefinden verschlechterte sich. Günter legt auf den täglichen Kaffee-Einlauf großen Wert. Er ist Bestandteil seines Tagesablaufs.

Der Kaffee-Einlauf, ein altbewährtes Hausmittel

In der altägyptischen und der griechischen Medizin gehörten Darmspülungen ebenso dazu wie bei den Heilanwendungen im indischen Ayurveda und im Yoga. Bei den Indianern spielte die Darmreinigung bei der Heilung eine wesentliche Rolle. Sogenannte Darmbäder waren im Mittelalter in Europa übliche ärztliche Behandlungen. Bei Seuchen und in Kriegen haben Ärzte verstärkt diese einfache Methode benutzt, um ihren Patienten zu helfen.

Zu Beginn des 20. Jahrhunderts wurde die Colon-Hydro-Therapie entwickelt. Mit dieser wird der Darm durch Wasserspülungen auf mechanischem Wege von altem Kot und den darin verborgenen Giften befreit. Diese Therapie gehört in die Praxis eines fachkundigen Therapeuten.

---

[4] www.galileo-training.com/de-deutsch/start.html

Der Kaffee-Einlauf ist ein Hausmittel. Beim Kaffee-Einlauf geht es nicht vorrangig um den Darm, sondern um die Öffnung der Gallengänge in der Leber. Durch den verstärkten Gallenfluss kann sich der Körper schnell von belastenden Stoffen befreien. Dabei entsteht eine tiefgreifende Reinigung des Blutes über die Leber.

Kaffee-Einläufe helfen meistens schnell und wirken auf den ganzen Menschen erleichternd, entspannend oder auch belebend. Viele schulmedizinische oder alternative Therapien können von täglichen Kaffee-Einläufen begleitet werden. So kommt der Organismus mit den Belastungen besser zurecht, regeneriert sich schneller und entwickelt weniger Nebenwirkungen.

Kaffee-Einläufe sind auch eine angemessene Gesundheitsvorsorge. Dr. Max Gerson antwortet auf die Frage, wie wir Krebs vorbeugen können, „indem wir Leberschäden vorbeugen."[5] Bei vielen seiner schwerkranken Krebspatienten hat Dr. Gerson Leberschäden durch den Kaffee-Einlauf vermeiden können.

Der Kaffee-Einlauf kann für den kranken Menschen zu einer hilfreichen Gewohnheit werden, der Gesunde kann ihn in seiner Hausapotheke als ein Mittel der Wahl haben. Schwangere und kleine Kinder dürfen keinen Kaffee-Einlauf durchführen.

Vorbereitungen

Etwas Planung und Vorbereitung macht die Abwicklung eines Einlaufes leichter. Anfangs haben wir den Einlauf auf dem Fußboden durchgeführt. Doch mein körperbehinderter Mann hatte große Mühe, da hinunter oder hinauf zu kommen. So machten wir auf unserer Badewanne mit wenig Aufwand eine Liegefläche. Man kann sich drei passende Bretter schneiden lassen, Filzgleiter darunter kleben und so auf der Badewanne eine bequeme Liegefläche einrichten. Eine dicke alte Bademat und ein dunkles altes Handtuch (beides waschbar) dienen als bequeme Auflage. Ein Kopfkissen ist ebenfalls hilfreich. So ist ein schneller Wechsel zwischen dem Einlauf und der Toilette möglich.

Man sollte auch überdenken, wie zwischen Liegeplatz und dem Wasserbehälter während des Einlaufs ein entsprechender Abstand geschaffen werden kann. Ein S-Haken oder eine Schnur ist dabei hilfreich. Meistens

---

[5] aus Gerson, Max; Eine Krebs-Therapie, München 2002, S. 509

kann man im Bad vorhandene Fenstergriffe oder Armaturen als Haken verwenden.

Der Abstand zwischen Irrigator und Darmeingang sollte mindestens 50 cm Höhenunterschied betragen, 80-120 cm sind meistens hilfreicher, weil die Flüssigkeit dann mit etwas Druck einläuft.

In der Apotheke bestellen:
- Irrigator-Set wird meist mit einem 15 cm langen starren Darmrohr geliefert, ich bevorzuge den „Reiseirrigator"
- statt des starren Darmrohres den weichen Darmschlauch[6], 8 mm Durchmesser, 40 cm Länge benutzen
- Badethermometer

Außerdem besorgen:
- Prothesen-Reiniger-Taps zum Reinigen des Irrigators[7]
- Bio-Kaffee
- genügend Wasser, das man sonst auch trinkt

Die praktische Durchführung

In der Kaffeemaschine wird mit einem ½ Liter Wasser und zwei Kaffeemaß gehäuft voll (ca. 28 g Kaffeepulver) ein starker koffeinhaltiger Kaffee zubereitet. Man füllt mit kaltem oder warmem Trinkwasser auf 2 l auf, sodass die Flüssigkeit Körpertemperatur – etwa 37 Grad – hat. Man benutzt zum Messen der Temperatur ein Badethermometer. Dieses legt man in das Gemisch aus Kaffee und Wasser.

Das Badezimmer sollte sehr warm sein, denn man friert beim Einlauf leicht. Außerdem ist es meistens notwendig, zwischendurch zu lüften.

Bequem und entspannt

Wir führen den Einlauf immer in Rückenlage durch.[8] Wichtig ist die Entspannung, deshalb sollte man besonders auf eine entspannte Lage achten. Sobald man den Drang verspürt, sich zu entleeren, sollte man

---

[6] Einlaufhilfe, flexibel: Gibt es nur als 10er Pack
[7] Wer empfindlich auf Reste von Chemikalien reagiert, sollte die Schläuche lieber auskochen.
[8] Gerson empfiehlt, dass man sich mit angezogenen Knien auf die rechte Seite legt, aus Gerson, Max: Eine Krebstherapie, München 2002, Seite 212

dies tun.[9] Dazu knickt man den weichen Darmschlauch zuerst ab, dann zieht man ihn vorsichtig aus dem Körper und dreht den Absperrhahn am Irrigator zu. Ein Einlauf kann auch in der gefüllten oder leeren Badewanne durchgeführt werden.

Gleichzeitig ist es wichtig, dass man einen Einlauf nicht in Hektik durchführt. Wer unter Zeitdruck steht und den Einlauf möglichst schnell hinter sich bringen möchte, verordnet dem Körper durch das Koffein Entspannung und durch die gestresste Situation Anspannung. Dadurch werden die Darmbewegungen und die Öffnung der Gallengänge verhindert oder wieder gestoppt.

Behutsam und langsam
Etwas Creme oder Öl ist notwendig, damit der weiche Darmschlauch leicht in den After gleiten kann. Auch wegen bestehender Hämorrhoiden ist ein vorsichtiges Einführen des Darmschlauchs erforderlich. Niemals gegen harte Widerstände oder bei auftretendem Schmerz den Schlauch mit Gewalt einführen!

Zuerst schiebt man den Schlauch vorsichtig einige Zentimeter hinein und öffnet dann den Absperrhahn unten am Schlauch des Irrigators. Wenn der Kaffee daneben läuft, ist der Schlauch nicht weit genug eingeschoben. Dann schiebt man den Schlauch vorsichtig tiefer.

Die lauwarme Flüssigkeit wird portionsweise eingeführt, um eine kurze Pause zu machen, knickt man den Schlauch ab. Wenn die Einlaufflüssigkeit nicht die richtige Temperatur hat, reizt dies den Mastdarm und es kommt viel schneller zu Entleerungen. Je nachdem, wie entspannt man ist und wie gefüllt der Darm ist, fließt unterschiedlich viel Flüssigkeit ohne Entleerung in den Mastdarm.

Viele Gase im Darm führen zu explosionsartigen Entleerungen. Wenn viele Säuren ausgeschieden werden, riecht der Stuhl ähnlich wie Essig und der After kann wund werden.

Ein erfolgreicher Einlauf hat dann stattgefunden, wenn man sich danach leichter und freier fühlt – meist nicht nur im Bauch. Auch der Kopf und die Psyche reagieren auf diese Behandlung.

---

[9] Bei den allgemeinen Vorgaben, wie: 15 Minuten halten, geht es darum, dass das gesamte Koffein vom Körper aufgenommen wird.

Es kommt vor, dass nach zwei Litern Einlauf noch keine Erleichterung eingetreten ist. Dann empfiehlt es sich, den Kaffee-Einlauf nach einigen Stunden zu wiederholen, bis sich ein erleichtertes Gefühl einstellt.[10]

Es gibt Empfehlungen mit komplizierten Bauchmassagen während oder nach dem Einlauf. Ich empfand diese meist als anstrengend und unangenehm. Ich streichele meinen Bauch manchmal sanft kreisend, doch meistens lasse ich den Bauch in Ruhe. Gerson lehnt bei chronisch Kranken und erschöpften Menschen eine Bauchmassage ab.[11]

Wie neugeboren

Es gibt Situationen, da fühlt man sich nach so einem Einlauf wie neugeboren. Oft genug sind Schmerzen oder Beschwerden in kurzer Zeit weniger geworden oder ganz verschwunden.[12]

Es ist hilfreich, sich nach dem Einlauf eine halbe Stunde Ruhe zu gönnen. Dabei sollte man sich hinlegen und die Leber wärmen. Ein Heizkissen oder eine Wärmflasche und eventuell ein warmes feuchtes Tuch auf dem rechten Oberbauch unterstützen die Leber.

Individuelle Unterschiede

Ein Einlauf sollte in einer entspannten Atmosphäre durchgeführt werden. Manchen Menschen hilft es, Musik zu hören oder zu lesen, um sich zu entspannen. Andere atmen bewusst langsam oder meditieren.

Wenn nach dem Einlaufen der Flüssigkeit nicht direkt der Stuhldrang vorhanden ist, verbessert bei manchen Menschen normale Bewegung – wie Herumlaufen – die noch ausstehenden Entleerungen. Man sollte sich natürlich nicht allzu weit von der Toilette entfernen.

Jeder kann nur für sich selbst herausfinden, was ihm am besten bekommt. Es ist wichtig, auf die Hinweise des Körpers zu achten, damit man das tun kann, was einem gerade gut tut. An einem Tag ist man erschöpft und freut sich auf die Ruhe während des Einlaufs, ein anderes Mal ist man unruhig und braucht Ablenkung.

---

[10] Gerson hat seinen schwerkranken Krebspatienten alle vier Stunden den Kaffee-Einlauf verordnet, selbst nachts. Wenn die Patienten den Einlauf häufiger machen wollten, hat er dies unterstützt. Aus Straus, Howard; Marinacci, Barbara: Dr. Max Gerson, S. 192
[11] aus Gerson, Max; Eine Krebs-Therapie, München 2002, S. 509
[12] Gerson hat seine von der Schulmedizin aufgegeben Krebspatienten durch die Kaffee-Einläufe ohne jegliche Schmerzmittel behandelt.

Manche Menschen bekommen nach dem Kaffee-Einlauf Bauchkrämpfe oder Bauchschmerzen, manche spüren die Bewegungen durch den gesamten Dickdarm. Jeder Mensch reagiert unterschiedlich, zum Teil hat es etwas mit Vorerkrankungen zu tun oder mit der eigenen Körperwahrnehmung.

Wer täglich einen Einlauf macht, braucht meist nach einiger Zeit nicht länger als eine halbe Stunde für den kompletten Vorgang.

Das Kaffee-Klistier – eine Variante

Man besorgt sich eine Klistierspritze in einer Größe, die man zwischen Daumen und Fingern problemlos komplett leeren kann. Besonders leicht zu handhaben sind Klistierspritzen, die ganz aus Gummi sind.

Vor der Benutzung kocht man die Klistierspritze in Wasser aus. Dadurch wird das Gummi weich und man braucht weniger Kraft in den Fingern. Man kocht 3 bis 4 Tassen starken Kaffee. Die Spitze der Klistierspritze ölt man mit einem beliebigen Öl ein. Sehr leicht geht dies, wenn man das entsprechende Öl in einer kleinen Flasche mit Pipette aufbewahrt und aus der Pipette dann alle Seiten der Klistierspritze mit Öl beträufelt.

Eine Thermoskanne mit Kaffee, eine große Tasse, die abgekochte Klistierspritze, das Öl mit Pipette und kaltes Wasser platziert man in Reichweite der Toilette. Man gießt die Tasse halb voll Kaffee und füllt den Rest mit Wasser auf. Die Flüssigkeit soll Körpertemperatur haben.

Man setzt sich auf die Toilette. Dann füllt man die Klistierspritze aus der Tasse, beträufelt die Spitze des Klistiers mit Öl, führt das Klistier in den After und drückt ihn leer. Meist kann man dies mehrmals wiederholen, bevor man den Drang zur Entleerung spürt. Danach säubert man sich mit Klopapier und beginnt von Neuem.

Nicht immer ist es notwendig, die Spitze des Klistiers mit Öl zu beträufeln, manchem reicht alle paar Mal. Falls die Flüssigkeit in der Tasse zu kalt wird, füllt man heißen Kaffee aus der Thermoskanne nach, falls es zu heiß ist, kaltes Wasser nachgießen.

Wirkungen und Nebenwirkungen

Bei dem Kaffee-Einlauf oder Kaffee-Klistier kann man davon ausgehen, dass die Flüssigkeit nur den Mastdarm erreicht und nicht den Dickdarm spült wie eine Colon-Hydro-Therapie. Aus diesem Grunde braucht man auch keine Angst zu haben, dass Darmbakterien zerstört werden.

Wenn man regelmäßig einen Kaffee-Einlauf durchführt, braucht man keine Angst zu haben, dass der normale Stuhldrang zum Erliegen kommt. Der Darm entleert sich auch bei täglichem Kaffee-Einlauf selbständig in seinem eigenen Rhythmus. Bei schwerer Verstopfung ist dies natürlich nicht der Fall und man ist auf den Kaffee-Einlauf angewiesen.

Bei Einläufen geht oft eine größere Menge Schleim ab. Ähnlich wie die Nase können alle Schleimhäute durch Schleimabsonderung Giftstoffe ausscheiden oder ihr Milieu regulieren. Deshalb gehört dies zur normalen Selbstreinigung des Körpers.

Die Reaktionen der Menschen auf den Kaffee-Einlauf sind sehr unterschiedlich. Manche werden davon wach, andere müde. Deshalb sollte jeder selbst probieren, welche Wirkung Koffein, über den Darm aufgenommen, bei ihm hat. Selbst Menschen, die stundenlang nicht schlafen können, nachdem sie Kaffee getrunken haben, schlafen nach dem Kaffee-Einlauf hervorragend.

Bei Kaffee-Einläufen nimmt der Körper Wasser auf. Eine Aufgabe des Mastdarms ist es, dem Kot Flüssigkeit zu entziehen. Durch den Kaffee-Einlauf kann sich der Geruch des Urins und des Schweißes verändern. Dies hat mit der besseren Leistung der Leber zu tun.

Wenn jemand nach dem Kaffee-Einlauf viele Bauchschmerzen hat, kann er einige Tage abends Glaubersalz, Bittersalz oder ein ähnlich abführendes Salz einnehmen. Diese Salzlösungen ziehen vermehrt Körperwasser in den Dünndarm und dadurch werden verhärtete Altlasten aus dem Dünndarm gelöst und ausgeschieden.

Pflanzliche oder andere Abführmittel wirken meist über starke Reize auf die Darmwand. Dies stört den Darm in seinem eigenen Bewegungsrhythmus und sollte vermieden werden. Weder der Kaffee-Einlauf noch die Bittersalzkuren reizen die Darmwände, sondern die Entleerungen kommen nur durch die Entspannung oder die vermehrte Flüssigkeit im Darm zustande.

Die Qualität des Wassers

Wasser ist nicht gleich Wasser. Es sind unterschiedlich viele Fremdstoffe wie Ionen, Spurenelemente und Verunreinigungen im Wasser. Wenn man physikalische Werte von Wasserwerken betrachtet, gibt

Mikrosiemens pro Centimeter (µS/cm) Auskunft darüber, wie viele Fremdstoffe im Wasser enthalten sind. Je höher diese Zahl ist, desto mehr Fremdstoffe sind im Wasser enthalten.

- 80 µS/cm – einwandfreies oder reines Quellwasser
- 1500 µS/cm – sind der Grenzwert für deutsches Leitungswasser[13]
- Ein Mineralwasser ohne Kohlensäure hatte 604 µS/cm.[14]
- Ein Mineralwasser mit Kohlensäure hatte mit 700 µS/cm.[15]
- Circa 320 µS/cm hat Leitungswasser im Rhein-Sieg-Kreis.[16]
- Circa 730 µS/cm hat Leitungswasser im Großraum Köln.[17]
- 50 µS/cm – können wir durch Umkehrosmose erreichen.

Bei der Umkehr-Osmose fließt Wasser durch eine extrem feinporige Membran, die kleinste Fremdkörper ausfiltert. Dadurch verringert sich die Konzentration der gelösten Stoffe und reines Wasser bleibt zurück. In der Industrie wird Wasser so gereinigt, bevor es in unsere Flüsse kommt. Meerwasser wird mit Umkehrosmose zu Trinkwasser und Fruchtkonzentrate werden mit Wasser aus Umkehrosmose zu Fruchtsaftgetränken.[18] Seit etlichen Jahren gibt es preiswerte Umkehrosmose-Geräte für den Haushalt.

Destilliertes Wasser ist ein ungiftiges Lösungs- und Reinigungsmittel. Gerade deswegen ist es für die innere Reinigung des Körpers vorteilhaft. Beim Trinken von destilliertem Wasser in normalen Mengen sind keine gesundheitlichen Risiken zu befürchten. Gerson erlaubte zum Einlauf und zum Trinken bei seinen Patienten ausschließlich destilliertes Wasser.[19] Wir praktizierten dies einige Jahre, bis wir uns ein Umkehrosmose-Gerät angeschafft haben.

Je reiner Wasser ist, desto besser kann es die Aufgaben im Körper erfüllen, z.B. Abfallprodukte des Stoffwechsels und Gifte abtransportieren. Gleichzeitig löst reines Wasser besser Stoffe und dies kommt der Niere zugute. Im Bindegewebe fällt es dem Körper mit reinem Wasser

---

[13] aus http://de.wikipedia.org/wiki/Trinkwasserverordnung vom 30.01.2010
[14] aus www.tappeser.de/wissen/diverse/wasser/leitwert.html
[15] aus www.tappeser.de/wissen/diverse/wasser/leitwert.html
[16] aus www.gemeindewerke-eitorf.de/Trinkwasser/Werte von Mai - Dezember 2009
[17] aus www.rheinenergie.com/download/produkte/wasser/trinkwasser_linksrheinisch.pdf
[18] http://de.wikipedia.org/wiki/Umkehrosmose
[19] aus Straus, Howard; Marinacci, Barbara: Dr. Max Gerson, S. 397

leichter, das richtige Milieu aufrecht zu halten und die Fließeigenschaften der Säfte sind besser.[20]

Da beim Einlauf das normale Abtöten der Bakterien im Magen durch die Magensäure umgangen wird, sollte man besonders darauf achten, dass keine Keime im Wasser sind. Wenn die Wasserqualität nicht gesichert ist, kann man abgekochtes Wasser verwenden. Wasser für einen Einlauf sollte chlorfrei sein.

Wasser aus Plastikflaschen oder destilliertes Wasser aus Plastikkanistern ist keine Alternative zu schlechtem Leitungswasser, da sich häufig aus dem Plastik Weichmacher lösen und ins Wasser gelangen. Weichmacher schaden auch in geringen Mengen.[21]

Warum Kaffee

Im Mastdarm sammelt sich der Kot. Sobald der Mastdarm gefüllt ist, entsteht Stuhldrang. Mit dem Darmschlauch oder Klistier wird Flüssigkeit in den Mastdarm, der etwa 15-20 cm lang ist, eingeführt. So ist dieser schnell gefüllt und es entsteht ein starker Entleerungsdrang. Diese mechanische Komponente des Einlaufs wird auch mit jeder anderen Flüssigkeit erreicht.

Der Mastdarm entzieht dem Nahrungsbrei Flüssigkeit und Nährstoffe. Wie schnell der Mastdarm Substanzen aufnimmt, sehen wir an der Wirkung von Zäpfchen, die aus medizinischen Gründen verabreicht werden. Im Mastdarm wird das Koffein aufgenommen. Dieses wirkt direkt aufs Nervensystem und regt den Parasympathikus[22] an. Dadurch werden die Gefäße des Bauchraumes erweitert und die Muskeln entspannt. So löst sich Festsitzendes leichter.

Die Leber speichert wichtige Enzyme für die Verdauung und auch giftige Substanzen. Beides wird über die Gallenflüssigkeit in den Dünndarm transportiert. Gallengänge durchziehen die ganze Leber. Das Koffein entspannt und erweitert auch die Gallengänge. Abfallprodukte aus dem Blut können so schnell von der Leber in den Dünndarm abgegeben werden. Durch die entspannte Darmmuskulatur verlassen diese Gifte den Körper schneller als normal.

---

[20] aus Günther Mayer: Gib der Gesundheit eine Chance, Bietigheim-Bissingen 2008, S. 182-183
[21] aus Baillie-Hamilton, Paula: Die Detox-Diät, Bergisch Gladbach 2003, S. 403ff.
[22] Näheres zum Parasympathikus auf S. 28

Pfortader System

In der Pfortader wird venöses Blut aus Magen, Milz, Bauchspeicheldrüse, Dünndarm und einem großen Teil des Dickdarms aufgenommen. Im gesammelten Pfortaderblut sind dann Nährstoffe, Abbauprodukte und Giftstoffe aus den Verdauungsorganen enthalten. Dieses ungefilterte Blut wird zur Leber transportiert, wo sich die Pfortader in viele Zweige teilt. In der Leber wird das venöse Pfortaderblut (75 %) mit sauerstoffreichem Blut (25 %)[23] aus der Leberarterie vermischt.

Die Leber entgiftet und verändert die ihr zugeführten Stoffe. Erst das entgiftete, sauerstoff- und nährstoffreiche Blut aus der Leber fließt in die rechte Herzkammer und wird von dort in die Lunge gepumpt, um Sauerstoff zu tanken. So schützt die Arbeit der Leber die lebenswichtigen Organe wie Herz und Lungen vor Giften.

Leber und Galle

Die Leber ist nach der Haut unser schwerstes und größtes Entgiftungsorgan. Sie wiegt im Durchschnitt 1500-2000 g[24] und produziert etwa einen Liter Gallensaft täglich. Innerhalb der Leber befinden sich 6-8 Meter Gallengänge. In der Gallenblase wird dem Gallensaft Wasser entzogen. Diese konzentrierte Galle ist mit 7,2 ph basisch und entleert sich nach Bedarf in den Dünndarm, um dort an der Aufspaltung von Fetten und Eiweiß mitzuwirken. Gallensalze bleiben nach der Aufspaltung zurück und werden wieder zur Leber transportiert und erneut verwendet.[25]

Außer den Enzymen für die Fettverdauung werden mit der Galle über die Gallengänge auch Gifte innerhalb der Leber entsorgt. Die Gifte sind überwiegend an den Gallensaft gebunden. Im Darm werden sie meist an Ballaststoffe gebunden und mit dem Kot ausgeschieden.

Ein ungestörter Gallenfluss ist wichtig für die Gesunderhaltung aller Gefäße und für das gesamte Wohlbefinden. Schon kleine Stauungen des Gallenflusses können Unwohlsein, schlechte Stimmung bis hin zur Depression auslösen.

---

[23] aus http://de.wikipedia.org/wiki/Pfortadersystem
[24] aus http://de.wikipedia.org/wiki/Leber
[25] aus http://de.wikipedia.org/wiki/Galle#Kreislauf_der_Gallensalze

Leber und Schilddrüse

Die Leber ist unsere größte Drüse und bildet wichtige Hormone und Vorstufen von Hormonen. Durch unzählige Wechselwirkungen mit allen anderen Organen und Systemen sind Leber und Schilddrüse miteinander verbunden.

Die Schilddrüse reguliert den Wärmehaushalt des Körpers. Viele Menschen leiden unter kalten Händen und Füßen, unter Haarausfall und allgemeiner Müdigkeit. Häufige Symptome bei einer Unterfunktion der Schilddrüse sind auch Arthritis, Kopfschmerzen, Depression, Muskelkrämpfe und Verstopfung.

Eine gesunde Schilddrüse beschleunigt den Kohlehydrat-Stoffwechsel und aktiviert die Freisetzung von Körperfett zur Gewinnung von Energie. Dadurch wird Übergewicht vermieden oder gemindert und der Mensch hat ausreichend Körperwärme.

Die Schilddrüse produziert unter anderem Hormone, die den Stoffwechsel steuern und mitverantwortlich sind für Wachstum und die Entwicklung des Körpers sowie für das seelische Gleichgewicht.

Cholesterin wird von der Leber ausgeschieden und ist die Vorstufe der Gallensäure, Ausgangsstoff für Hormone und hormonähnliche Vitamine. Der Auf- und Abbau von Cholesterin wird durch eine gut funktionierende Schilddrüse gefördert. So entstehen keine zu hohen Cholesterinwerte im Blut.

Wenn die entgiftende Funktion der Leber eingeschränkt ist, wird auch die Schilddrüse mit der Zeit träge. Dadurch verlangsamt sich der Stoffwechsel und die Leber arbeitet langsamer als zuvor.

Wenn man die Leber durch Kaffee-Einläufe entlastet, kann dies wieder zu einer besseren Funktion der Schilddrüse führen. Deshalb sollte man bei regelmäßigen Kaffee-Einläufen seine Blutwerte engmaschiger untersuchen lassen, wenn man unter einer Schilddrüsenunterfunktion leidet und entsprechende Medikamente einnimmt.

Leber und Bauchspeicheldrüse

Leber und Bauchspeicheldrüse sind über Hormone und Enzyme eng miteinander vernetzt. Die Bauchspeicheldrüse produziert etwa 1,5 Liter Bauchspeichel täglich. Dieser enthält lebenswichtige Verdauungsenzyme. Deren Herstellung wird von Hormonen und Nerven gesteuert.

Gemeinsam mit der Galle aus der Leber wird der Bauchspeichel in den Dünndarm geleitet.[26]

Weitere Aufgaben der Leber

Die Leber produziert fast alle Bluteiweiße, so auch die Eiweiße zur Blutgerinnung. Sie stellt Hormone her, ist beteiligt an der Herstellung von Vitamin D3 und reguliert den Blutdruck und zum großen Teil auch den Flüssigkeitshaushalt.[27]

Alles Blut fließt, bevor es zum Herzen geht, durch die Leber, denn diese ist zuständig für die richtige Zusammensetzung des Blutes.

Hinweise auf eine Leberschwäche

In der Leber sind keine Nerven und so empfindet man in ihr keine Schmerzen, wenn sie überlastet ist. Viele Menschen mit Magen-Darm-Störungen haben in Wirklichkeit eine Leberschwäche. Eine Leber- oder Gallenschwäche geht auch mit folgenden Symptomen einher:

- chronische Müdigkeit
- Kopfschmerzen
- Konzentrationsstörungen
- auffällige Stimmungsschwankungen
- Verdauungsprobleme wie Völlegefühl nach fetten oder reichhaltigen Speisen
- Druckgefühl im Oberbauch, man kann keinen Gürtel oder kein Gummi in der Taille ertragen
- Viele Blähungen, auch ohne Lebensmittel wie Kohl, Hülsenfrüchte oder Zwiebeln gegessen zu haben
- Juckreiz
- Nasenbluten
- Menstruationsbeschwerden
- Potenzstörungen[28]
- Braune oder dunkle Flecken auf dem Gesicht

---

[26] aus www.magen.hexal.de/grundwissen/bauchspeicheldruese-leber/
[27] aus Gräber, René: Die biologische Lebertherapie, .pdf vom 26.01.2010 S. 8/9
[28] aus Gräber, René: Die biologische Lebertherapie, .pdf vom 26.01.2010, S. 12

- Kleine, hellrote Flecken an verschiedenen Stellen des Körpers
- Schmerzen um rechte Schulter und Schulterblatt[29]

Die oben genannten Symptome können einen Hinweis auf eine Leberschwäche sein, aber sie können auch auf andere Störungen hinweisen. Die Leber wird im Allgemeinen kaum beachtet. Ihre Störungen werden selten abgefragt oder diagnostiziert. Die Laborwerte der Leber im Blut sagen wenig über eine Leberschwäche aus, sondern eher etwas über eine Überlastung.

Was die Leber belastet

Die Belastung unserer Luft und unserer Nahrung mit chemischen Stoffen und Schwermetallen hat in den letzten 200 Jahren zugenommen.

Die Giftbelastungen eines jeden Menschen sind unterschiedlich und hängen von vielen Faktoren ab. Früher hatte man im Ruhrgebiet abends einen schwarzen Hals vom Ruß in der Luft, oder in Bremen war Wäsche, die draußen getrocknet wurde, braun von den Röststoffen der Kaffeeröstereien. Die Gegend um Leipzig war durch Braunkohleabbau belastet. Jemand, der in der Nähe eines Industriestandortes, an einer Tankstelle, an einer Hauptverkehrsstraße oder in der Nähe der Autobahn wohnt oder arbeitet, ist den Schadstoffen in der Atemluft stark ausgesetzt.

Wohn- und Arbeitsräume beeinflussen die Giftbelastung sehr unterschiedlich. Bei alten Fertighäusern geben die Holzelemente Formaldehyd ab, bei Schimmel in Wohnräumen sind giftige Sporen in der Atemluft, Klimaanlagen werden häufig nicht ausreichend gewartet und verteilen Schadstoffe. Asbest und andere Schadstoffe in Schulen und öffentlichen Gebäuden wurden erst in den letzten Jahren vermehrt entfernt.

Durch chemische Rückstände in Nahrungsmitteln, Getränken und Wasser oder durch die Einnahme von Medikamenten entstehen häufig weitere Belastungen. So war und ist jeder Mensch unterschiedlichen Giften in seinem Leben ausgesetzt.

- Inzwischen werden jedes Jahr circa 600.000[30] neue Stoffe synthetisiert. Einige Tausend davon gelangen in unsere Nahrung. Die Leber hat die Aufgabe dies alles zu entsorgen.

---

[29] Headsche Zone Th 6-9 aus http://de.wikipedia.org/wiki/Headsche_Zone

- Giftige Gase und Dämpfe, die Industrien, Autos oder Wohnmöbeln entweichen, werden von der Leber unschädlich gemacht.
- Chemische Zusatzstoffe in Nahrungsmitteln und genmanipulierte Nahrung werden aufgespalten und entsorgt.
- Seit circa 100 Jahren werden in der Landwirtschaft Kunstdünger, Insektizide und Pestizide eingesetzt. Die Rückstände entsorgt die Leber. Im Ausland werden noch jahrelang Chemikalien benutzt, die in Europa verboten sind, aber durch ausländische Produkte wieder zu uns kommen.
- Im kosmetischen Sektor und bei Reinigungsmitteln werden wir täglich mit einem Cocktail von chemischen Stoffen bombardiert.
- Alle Arzneimittel, ob Pillen, Zäpfchen oder Salben, entgiftet die Leber. Die Hersteller sind bemüht, die medizinischen Wirkstoffe vor der Leber zu schützen, denn sonst käme die erwünschte Wirkung kaum zustande.
- Nahrungsmittel tierischer Herkunft, wie Milchprodukte, Geflügel oder Fleisch, sind mit Hormonen, Antibiotika, Parasitenmitteln und Ähnlichem belastet. Hinzu kommt eine Anreicherung von chemischen Rückständen aus der Nahrungskette.

Die oben genannten Beispiele können dazu beitragen, bewusster darauf zu achten, was wir essen oder trinken und womit wir uns umgeben.

Gestörte Funktion

Wenn mehr giftige Substanzen im Körper sind – entweder aufgenommen aus der Umwelt und Nahrung oder entstanden durch einen unausgeglichenen Stoffwechsel – dann lagert die Leber diese Substanzen im Fettgewebe des ganzen Körpers ab. Ein Teil der Giftstoffe wird auch direkt in der Leber gelagert.

Funktioniert die ordnungsgemäße Entsorgung oder die Lagerung der Gifte nicht mehr, lagern sich fettreiche Abfallstoffe zuerst in den winzigen Gallengängen der Leber, dann in der Gallenblase (Gallengries und Gallensteine) und später auch in Adern und Venen ab. Ein zu hoher Cholesterinspiegel und zu viele freie Fette im Blut – Triglyceride – sind erste Hinweise auf solch ungesunde Entwicklungen.

---

[30] aus Daunderer, Max: Gifte im Alltag, München, 1995, S. 15

Entlastung und Unterstützung

Nach diesen Ausführungen ist es leicht zu verstehen, dass die Öffnung der Gallengänge und das Abfließen der Giftstoffe aus der Leber tiefgreifende gesundheitliche Wirkungen haben. Je besser die Leber Gallenflüssigkeit durch die Gallengänge weiterleiten kann, desto leichter arbeiten auch die Enzymsysteme.

Da die Leber innerhalb von drei Minuten vom gesamten Körperblut einmal durchströmt wird, kann sie in kurzer Zeit große Mengen Gifte aus dem Blut herausfiltern. Diese werden in der Gallenflüssigkeit gebunden und mit dieser aus der Leber in den Darm transportiert. Je schneller und gründlicher sich dieser entleeren kann, desto wirkungsvoller ist die Entgiftung.

Nebenwirkungen von Medikamenten, die eingenommen werden müssen, vermindert der tägliche Kaffee-Einlauf. Die erwünschte Wirkung der Medikamente bleibt dabei erhalten. Bei einer **Strahlentherapie** stirbt aktives Krebsgewebe ab. Die toten Zellen müssen entsorgt werden. Bei diesen Aufgaben kann man den Körper mit regelmäßigen Kaffee-Einläufen unterstützen. Der Kaffee-Einlauf verringert auch Krankheitssymptome und Nebenwirkungen während oder nach einer **Chemotherapie**. Egal wie schlecht es einem Menschen geht, wenn es eine Möglichkeit gibt, seinen Zustand etwas zu verbessern, sollte man dies versuchen. Kleine Veränderungen können das Leben des Betroffenen wieder lebenswerter machen.

Bei einem Einlauf nimmt der Körper einen Teil der Flüssigkeit auf, wodurch kurzfristig Blut und Lymphe verdünnt werden. Dadurch nehmen Blut und Lymphe mehr Gifte aus den gesamten Körpergeweben[31] auf. Durch den schnellen Leberdurchfluss des Blutes werden große Mengen Stoffe aus dem Blut gefiltert und schnell unschädlich gemacht.

Ruhe und Wärme

Der Mensch wird im Liegen am besten durchblutet – auch die Leber. Deshalb ist Liegen bei einer Leberschwäche heilsam. Gleichzeitig kann man die Leber durch einen feuchtwarmen Wickel unterstützen. Besonders empfehlenswert sind Leberwickel mittags und abends direkt nach den Mahlzeiten.

---

[31] z.B. Bindegewebe, Muskeln, Fettgewebe.

Ruhe, Erholung und Schonung werden vom Parasympathikus[32] – einem Teil des vegetativen oder unwillkürlichen Nervensystems – gesteuert. Ein Tages- und Lebensrhythmus ohne Zeitdruck unterstützt die Erholung der Leber. Der Parasympathikus ist auch für die Regeneration des gesamten Körpers zuständig.

Unterstützung durch Bitterstoffe

Seit dem Zweiten Weltkrieg wurden aus unseren natürlichen Salaten und Gemüsen lebensnotwendige Bitterstoffe herausgezüchtet. Dieser Trend hält bis heute an. Dadurch leiden wir unter einem Mangel an gesunden Bitterstoffen. Gallenflüssigkeit fließt nur reichlich, wenn die Nahrung genug Bitterstoffe enthält. Drüsen (Leber, Bauspeicheldrüse usw.) werden durch die Wirkung der Bitterstoffe gereinigt und die Sättigung tritt leichter ein. Bitterstoffe mobilisieren die Abwehrkräfte und halten die Schleimhäute des Verdauungstrakts elastisch und sauber.[33]

Die tägliche Dosis Bitterstoffe lässt sich leicht finden, wenn man seine Nahrung abwechslungsreich gestaltet und folgende Lebensmittel vermehrt verwendet.

- Gemüse: Avocado, Artischocken, Blumenkohl, Brokkoli, Rosenkohl
- Salate: Endivie, Chicorée, Radicchio, Rucola
- Getränke: Bohnenkaffee, schwarzer Tee, grüner Tee, Kakao
- Gewürze: Kardamom, Kurkuma, Pfeffer, Ingwer
- Heilkräuter: Birkenblätter, Hopfen, Lungenkraut, Mariendistel, Melisse, Ringelblumen, Salbei, Schachtelhalm, Schafgarbe, Spitzwegerich
- Küchenkräuter: Estragon, Kerbel, Liebstöckel, Lorbeerblätter, Majoran, Melisse, Rosmarin, Sauerampfer, Thymian
- Obst: Grapefruit, Limone, Orange, Pomeranze, Pomelo, Zitrone
- Wildkräuter: Löwenzahn, Gänseblümchen, Knoblauchrauke, Brennnessel, Scharbockskraut, Gundelrebe
- Wildfrüchte: Ebereschen, Zierquitten, Schlehen, Weißdornbeeren

---

[32] Näheres zum Parasympathikus auf S. 28
[33] aus Fischer-Reska, Hannelore: Die Bitterstoff Revolution, München 2005, S. 7

In jedem Leber-Galle-Tee findet sich eine Kombination von Kräutern und Bitterkräutern, die unserem Mangel an Bitterstoffen entgegenwirken. „Magenbitter" oder Bittertropfen gibt es in etlichen Varianten. All dies sind Möglichkeiten, die bittere Seite unserer Nahrung zu betonen.

Ein Kaffee-Einlauf regt den Fluss der Gallensäuren auch durch die enthaltenen Bitterstoffe an. Dabei sind 85 % der Bitterstoffe nicht an das Koffein gebunden.[34] Sowohl das Aufbrühen, als auch die Röstung beeinflussen, wie viele und welche Bitterstoffe im Kaffee sind.

Unterstützung durch Vitamine und Mineralstoffe

Nahrungsergänzungsmittel aus Drogerieketten oder Supermärkten sind häufig zu niedrig dosiert, um gesundheitliche Wirkungen zu erzielen. Gleichzeitig sind sie oft mit unerwünschten Hilfsstoffen wie Bindemitteln, Aromen und Farben gemischt. Gute Qualität aus der Apotheke oder dem Fachhandel[35] ist wirkungsvoller und insgesamt preiswerter.

Magnesium ist an circa 300 Enzymreaktionen beteiligt. Bei vegetativen Störungen der Leber und bei Leberdepression ist es hilfreich. Durch gleichzeitige Gaben von **Vitamin C** wird die Wirkung verstärkt. Vitamin C ist ein starkes Antioxidationsmittel und wirkt als Coenzym in vielen Stoffwechselprozessen mit. Eine preisgünstige Variante, Magnesium und Vitamin C zu sich zu nehmen, ist Ascorbinsäure und Magnesium chloratum aus der Apotheke. Davon nimmt man je ½ Teelöffel in Wasser dreimal täglich zu den Mahlzeiten. Falls Durchfall entsteht, sollte man die Dosis reduzieren. Wichtig ist es, die Einnahme am Abend beizubehalten, da dies den Stoffwechsel am besten unterstützt.

Besonders wirkungsvoll von den B-Vitaminen ist das **aktivierte B 6 als P-5-P**. Es ist als Coenzym an über 100 Stoffwechselreaktionen beteiligt.[36] Man sollte nicht mehr als 50 mg pro Tag davon einnehmen.

25-50 mg **Zink** täglich unterstützen die Regeneration der Leber und vermindern die Aufnahme von Giftstoffen aus dem Darm.[37] Zink ist an über 200 enzymatischen Prozessen beteiligt, bestimmt die Produktion von Neurotransmittern mit (z.B. Serotonin) und schützt vor freien

---

[34] aus www.wissenschaft.de/wissenschaft/news/282027.html
[35] Preisgünstige und entsprechend dosierte Nahrungsergänzungsmittel sind bei www.podomedi.de zu bekommen.
[36] aus www.podomedi.com/vitamin-b/now-p-5-p-coenzym-b6.html und aus http://de.wikipedia.org/wiki/Pyridoxin
[37] aus www.vitalstoff-lexikon.de/Spurenelemente/Zink

Radikalen und Schwermetall-Vergiftungen. Die gleichzeitige Gabe von Calcium oder Ballaststoffen (Vollkornbrot, Hülsenfrüchten) verhindert die Zinkaufnahme. Glukose (Nudeln, Zucker) unterstützt dagegen die Aufnahme von Zink.[38]

Vitamin E ist ein Universalheilmittel für Herz, Leber und Bindegewebe. Es ist am Fett- und Eiweißstoffwechsel beteiligt. Wer gute kaltgepresste Öle (Weizenkeim-, Sonnenblumen-, rotes Palm-, oder Olivenöl) in der Küche verwendet, kann seinen Tagesbedarf von 4 -25 mg problemlos decken. Wer mehr tun will, kann in Kapselform bis zu 250 mg täglich über lange Zeiträume einnehmen.

Mit seinen 90 % hochwertiger Omega-Fettsäuren hat **Leinöl** einen stark schützenden Effekt auf die Leber. Besonders gut aufgenommen wird Leinöl, wenn man es mit Quark, Joghurt oder Blattgemüse gründlich verrührt, sodass es eine homogene Masse wird.[39]

Die leichte Verdaulichkeit bei hoher Nährstoffdichte der **„Green Smoothies"** (grüne Musgetränke) unterstützt den Stoffwechsel besonders, wenn man Leinöl dazu nimmt und mit must.[40] Es sollten auch immer ein paar frische bittere Kräuter dabei sein.

Regeneration der Leber

Früher ging man davon aus, dass defekte Gehirn- und Nervenzellen nicht wieder ersetzt werden können. Das Gleiche glaubte man auch von Leberzellen. Beide Annahmen sind heute nicht mehr vertretbar.

Aufgrund von Forschungen zur Zellerneuerung in den Organen geht man inzwischen davon aus, dass alle sechs Wochen in der Leber alle Moleküle ausgetauscht werden.[41] Ob ein neu eingebautes Molekül in der Leber Bestandteil einer kranken oder einer gesunden Zelle ist, hängt mit der Zellerinnerung zusammen.[42] Es gibt häufig Heilungen, die die Schulmedizin für unmöglich hält.

So, wie die Zellen der Leber ausgetauscht werden, werden auch die Zellen des Fettgewebes regelmäßig ausgetauscht. Im Fettgewebe sind

---

[38] aus Grüngreiff, K. Reinhold, D.: Zink, Magdeburg, 2001, S. 21-22
[39] aus Budewig, Johanna: Öl-Eiweiß-Kost, Kernen, 2000, S. 19
[40] aus Pfleger, Matthias: Gesundheitsrundbrief März 2010
[41] aus Diemer, Christina; Diemer, Andreas: Zellerneuerung nach Deepak Chopra, www.praxis-fuer-lebenskunst.de/files/zellerneuerung_nach_deepak_chopra.pdf
[42] aus Bays, Brandon: The Journey, Berlin 2004, S. 71-73

viele Gifte gespeichert, die dann frei werden können.[43] Je gleichmäßiger oder ungestörter die Leber arbeitet, desto besser kann sie die ständig zu ihr fließenden Gifte entsorgen.

Das vegetative Nervensystem

Alle inneren Vorgänge – einschließlich der Zellerneuerung – werden vom Nervensystem automatisch gesteuert. Das unwillkürliche Nervensystem besteht aus zwei Teilsystemen: Sympathikus und Parasympathikus. Diese beiden Teile erhalten unser biochemisches und physiologisches Gleichgewicht. Der Sympathikus trägt zur Leistungssteigerung bei. Er steuert unter anderem den Herzschlag, die Atmung, den Blutdruck und das Kampf- oder Fluchtverhalten.

Der natürliche Gegenspieler ist der **Parasympathikus**, der auch Ruhenerv genannt wird. Er steuert den Stoffwechsel, die Regeneration und den Aufbau körpereigener Reserven sowie die meisten inneren Organe. Wenn der Parasympathikus den Ton angibt, wird in der Leber mehr Energie gespeichert, Verdauungsenzyme werden vermehrt bereitgestellt, die Gallengänge sind erweitert und die Bauchspeicheldrüse wird sanft angeregt. Der Parasympathikus steuert die Peristaltik des gesamten Darmes.

Die heutige Lebensweise mit Leistungsdruck, Überforderungen und Hektik lässt den Sympathikus die meiste Zeit des Tages aktiver sein als den Parasympathikus. Dadurch sind Drüsenleistungen, Darmbewegungen und Verdauungsvorgänge vermindert.

Die Nervenstränge des Parasympathikus verlassen im oberen Nacken- und im unteren Beckenbereich die Wirbelsäule und verzweigen sich von dort im Körper. Wärme und leichte Massagen im Bereich von Nacken und Schultern oder von Lendenwirbelsäule und Steiß können helfen, ein gestörtes Gleichgewicht zwischen Sympathikus und Parasympathikus leichter herzustellen.

Wenn man das System des Parasympathikus unterstützt, findet das Nervensystem allmählich zu seinem natürlichen, Ausgleich schaffenden Rhythmus zurück. Hier kann Kaffee als Einlauf gute Dienste leisten.

---

[43] aus Baillie-Hamilton, Paula: Die Detox-Diät, Bergisch Gladbach 2003, S. 220

Lebenswichtiger Darm

Der Darm ist ein Hohlorgan, in dem Nahrung aufgespalten wird, wenn genügend Bauchspeichel und Gallenflüssigkeit von der Leber zufließen. Die gelösten Nährstoffe werden vom Darm in das Blut abgegeben. Im Darm werden unter anderem Serotonin, Vitamin B12, Cholesterin und viele andere lebenswichtige Stoffe hergestellt. Der Darm ist auch zuständig für die Ausscheidung von unverdaulichen festen Bestandteilen, von Abfallprodukten des Stoffwechsels und von Giften.

Gallensäuren transportieren Gifte aus der Leber direkt in den Dünndarm. Verweilen diese Säuren zu lange dort, wird die Schleimhaut zerstört, und der Dünndarm verliert einen Teil seiner natürlichen Funktionen.[44] Bei einer Funktionsstörung kann der Darm lebenswichtige Stoffe ausscheiden und Gifte aufnehmen. Die Selbstvergiftung durch den Darm spielt bei Befindlichkeitsstörungen, akuten Beschwerden, aber besonders bei chronischen Krankheiten, eine wesentliche Rolle.

Darmkrebs ist in Deutschland die zweithäufigste Tumorerkrankung.[45] Verdauungsschwäche entsteht meist nach der Leberschwäche, die unspezifische Symptome hat, selten erkannt und behandelt wird. Jede Unterstützung der Leber hilft dem ganzen Menschen, erhält seine Gesundheit und steigert sein Wohlbefinden.

Der Dickdarm

Der Dickdarm beginnt vorne am Bauch unten rechts, steigt dann nach oben, liegt quer über den Bauch zur linken Seite etwas unterhalb der Taille, um dann auf der linken Seite des Bauches nach unten zu gehen.

Am Ende des absteigenden Dickdarms beginnt der Mastdarm mit einem inneren Schließmuskel. In den 14 bis 20 cm des Mastdarms sammelt sich Kot. Sobald der Mastdarm gefüllt ist, entsteht der Stuhldrang zur Entleerung.

Sobald der Dickdarm genügend entleert ist, öffnet sich die Dünndarm-Klappe und lässt den Speisebrei aus dem Dünndarm nachrutschen. Bei vielen Menschen bleibt der Speisebrei zu viele Stunden im Dünndarm, weil der Dickdarm träge oder verstopft ist. Im Dünndarm entsteht dann Gärung oder Fäulnis. Bei diesen Vorgängen bilden sich Gifte, unter

---

[44] EVI Labor: Overgrowth Syndrom, Altensteig 2000
[45] aus www.krebsinformationsdienst.de/tumorarten/darmkrebs/was-ist-darmkrebs.php

anderem auch Fuselalkohole, die die Leber belasten. Das Milieu für ungesunde Bakterien, Viren und Pilze nimmt in einem trägen Darm überhand.

Mit dem täglichen Kaffee-Einlauf können wir diese Teufelskreise durchbrechen und dem Körper die Gelegenheit bieten, sich allmählich zu regenerieren.

Entgegen der Meinung von Laien und Fachleuten zerstören Einläufe nicht die lebensnotwendigen Darmbakterien. Zwischen Dickdarm und Mastdarm ist der innere Schließmuskel, der es verhindert, dass die Einlauf-Flüssigkeit in obere Dickdarm-Abschnitte gelangt. Im Mastdarm wird der Kaffee aufgezogen oder wieder ausgeschieden.

Darm und Lymphe

Die „glatte Muskulatur", die vom zentralen Nervensystem gesteuert wird, umgibt außer dem Magen-Darm-Trakt auch die Lymph- und Blutgefäße.

Blutbahnen

An der Außenseite des Körpers fließt das Blut durch die Arterien. Diese verzweigen sich zu den Arteriolen, welche den Übergang zu den Kapillaren bilden. Kapillaren sind die kleinsten und feinsten Blutgefäße, die die direkte Verbindung zum Gewebe herstellen. Das Blut fließt in den Kapillaren langsam, dadurch ist der Stoffaustausch begünstigt. Bei diesem wandern Nährstoffe und Sauerstoff ins Gewebe und Abfallprodukte des Stoffwechsels gehen ins Blut.

Kapillaren lassen täglich 20 l wässrige Lösung ins Gewebe, 18 l davon gehen zurück ins Blut, 2 l gehen in die Lymphbahnen.

Der Stoffaustausch in den Kapillaren ist von einer guten Durchblutung abhängig. Bei Spannung (Sympathikus) zieht sich die glatte Muskulatur zusammen und die Durchblutung sinkt. Bei Entspannung (Parasympathikus) erweitern sich die Blutgefäße und die Durchblutung steigt. Diese Entspannung wird durch den Kaffee-Einlauf erreicht.

Lymphatisches System

Lymphe ist wie Blutplasma, hat aber nur 20 % Eiweißgehalt, Blut hat 70-80 % Eiweiß-Gehalt. Die Lymphbahnen transportieren Nahrungsfette aus dem Darm und schaffen überschüssige Gewebeflüssigkeit zurück in die Venen.

Das Lymphsystem ist ein wichtiger Teil des Immunsystems. Die Lymphknoten bilden Lymphozyten als allgemeine Abwehrzellen und spezielle Abwehrzellen bzw. Antigene.

Die Lymphflüssigkeit wird in den Lymphknoten gereinigt. Muskelarbeit fördert den Lymphfluss. Der Dickdarm nimmt Lymphschleim auf und leitet diesen aus dem Körper.

Fette im Darm
Die Resorption der Fette beginnt im Zwölffingerdarm und endet im ersten Teil des Dünndarms. Dazu ist ausreichend Gallensaft notwendig. Kurz- und mittelkettige Fette wandern aus dem Darm ins venöse Blut und werden über das Pfortadersystem direkt zur Leber transportiert.

Langkettige Fette werden im Darm mit einer Eiweißhülle umgeben und in die Lymphgefäße aufgenommen. Dort fließen sie über den Milchbrustgang direkt in den Blutkreislauf. Diese Fette werden „an der Leber vorbei" aufgenommen.

Hilfen für Tage ohne Kaffee-Einlauf

Viele Menschen leiden unter Verstopfung. Deswegen ist es hilfreich, auf natürliche Weise für mindestens einen täglichen Stuhlgang zu sorgen. Es gibt eine ganze Menge Präparate, die helfen sollen, und ich habe mit einer ganzen Reihe langjährige Erfahrungen gemacht.

Alle abführenden Mittel aus der Apotheke halfen höchstens kurzfristig. Frisch geschrotete Leinsamen, eingeweichte Feigen oder Pflaumen, Sauerkraut und milchsaure Säfte, Brottrunk, saure Milchprodukte – all das brachte bei schwerer Verstopfung keine Erfolge.

Ballaststoffe, wie z.B. Weizenkleie, Inulin, Erdmandeln, Flohsamen, brauchen sehr viel Flüssigkeit, damit eine abführende Wirkung erfolgt. Sonst führen sie zu noch mehr Verstopfung. Ballaststoffe binden nicht nur Gifte im Darm, sondern auch Mineralien und andere wichtige Stoffe. Deswegen darf man nicht mehr als 2 Esslöffel Ballaststoffe pro Tag (zusätzlich zur Nahrung) verzehren.

Durch erhöhte Gaben **Vitamin C** als Ascorbinsäure, Natriumascorbat oder Calciumascorbat kann man weichen Stuhlgang oder Durchfall auslösen. Bei jedem stellt sich weicher Stuhlgang nach einer anderen Menge Vitamin C ein. Wenn man jede Stunde einen Teelöffel in 1 Glas Wasser einnimmt, kann man seine eigene Dosis ermitteln. Sobald Durchfall auftritt, vermindert man die zugeführte Menge an Vitamin C, so dass der regelmäßige Stuhlgang erhalten bleibt. Die Höhe der Vitamin C Gaben sollte man ständig den Reaktionen des Körpers anpassen. Auf Grund der abführenden Wirkung besteht keine Gefahr der Überdosierung.

Vitamin C als Ascorbinsäure kann auch zu Saft, Salat, Gemüse und Obst gegeben werden. Es erhöht die Aufnahme der anderen Vitamine und Mineralstoffe und schmeckt angenehm säuerlich.

Die Wirkung von **Magnesium chloratum** ist ähnlich wie die Wirkung von Vitamin C. Ich mische saure Ascorbinsäure mit bitterem Magnesium chloratum zu gleichen Teilen. Dadurch verbessert sich der Geschmack und die Wirkung erhöht sich. Man nimmt 1-3mal täglich einen Teelöffel Ascorbinsäure und einen Teelöffel Magnesium chloratum in ein Glas Wasser, am besten zu den Mahlzeiten. Wenn man Durchfall bekommt, reduziert man auf zwei- oder einmal täglich.

Kaffee trinken wirkt anders

Kaffee, den man trinkt, wird vom Körper verdaut. Dies führt dazu, dass das sympathische und nicht das parasympathische Nervensystem angeregt wird. Das heißt:

- Kaffee stimuliert das zentrale Nervensystem.
- Kaffee verbessert die Durchblutung in Herz und Hirn und erhöht die Freisetzung von Botenstoffen im Gehirn.
- Kaffee verbessert die Atmung.
- Er stimuliert den Stoffwechsel, besonders den Fettstoffwechsel, regt die Produktion von Gallenflüssigkeit an, führt bei manchen Menschen zu Stuhldrang und mindert Hunger bzw. Heißhunger.
- Kaffee verstärkt die Wirkung von Schmerzmitteln.
- Er regt die Herstellung von Magensäure an und stimuliert schon in geringen Mengen die Insulinsekretion in der Bauchspeicheldrüse.
- Kaffee verkürzt den Schlaf und mindert die Schlafqualität.
- Nervosität, Reizbarkeit, Schwitzen, Bauchschmerzen, Übelkeit können bei Kaffegenuss auftreten.
- Kaffee vermehrt die Ausscheidung von Urin etwas.

Starke Kaffeetrinker sind überzeugt, dass Kaffee ihnen entweder nutzt oder zumindest nicht schadet. Die einen brauchen ihn am Morgen, um wach zu werden, die anderen für ihren Kreislauf. Manche haben keinen Stuhlgang ohne ihre regelmäßige Tasse Kaffee und bei anderen fehlt ein Stück Lebensqualität, wenn sie auf Kaffee verzichten. Selbst zum Einschlafen wird Kaffee empfohlen, wenn man ihn 15 Minuten vor dem Zubettgehen trinkt.[46]

Alle Menschen sind unterschiedlich: Was für den einen Genuss ist, kann für den anderen zu stark sein. Was dem einen hilft, gut einzuschlafen, führt bei dem anderen zu Schlafstörungen. Was bei dem einen die Leistung steigert, bringt den anderen in Hektik.

---

[46] aus http://de.wikipedia.org/wiki/Kaffee

Fakten über Kaffee

Das, was wir als Kaffee bezeichnen, sind die reifen grünen Samen der roten Kaffeefrucht, die auch Kaffeekirsche genannt wird. Die grünen Samen werden vom Fruchtfleisch befreit, getrocknet, geröstet und dann gemahlen. Zu den bekannten Bestandteilen im Kaffee gehören Aroma- und Mineralstoffe, Säuren und Basen, Fette und fettähnliche Stoffe.

Koffein und seine Wirkungen

Die bekannte anregende Wirkung verdankt Kaffee dem Koffein, das allerdings nur 1,2 % der Inhaltsstoffe[47] ausmacht. Koffein wirkt auf unterschiedlichen Ebenen.

150 ml gefilterter Bohnenkaffee enthalten circa 75 mg Koffein. Dieses hat eine Bioverfügbarkeit von 90-100 % und ist innerhalb von 25-45 Minuten in allen Organen angekommen. Der Abbau im Stoffwechsel ist individuell sehr unterschiedlich und liegt zwischen drei bis fünf Stunden.

Koffein überwindet problemlos die Blut-Hirnschranke und ist Plazenta-gängig.[48]

Kaffeetrinken kann eine verstärkte Histamin-Ausschüttung[49] hervorrufen. Dies regt die Säureproduktion im Magen an und führt auch zu Sodbrennen. Beschwerden entstehen entweder bei zu viel Koffein oder bei plötzlichem Entzug.

Durch eine Wechselwirkung von alkoholischen Getränken und Kaffee wird beides langsamer abgebaut. Es verlängert sich dadurch die Zeit, die die Leber benötigt, um den Alkohol im Blut wieder abzubauen.

Kohlensäurehaltige Getränke beschleunigen die Aufnahme von Koffein im Blut, Gerbstoffe verzögern die Aufnahme. Durch die Antibabypille und während der Schwangerschaft wird die Aufnahme von Koffein ebenfalls verzögert.[50]

---

[47] Diese Angabe gilt für die Arabica Bohne, die circa 60 % des Handels ausmacht. Die Robusta Kaffeebohne hat circa 2,2 % Koffein und 36 % des Marktes. Aus Gonder, Ulrike: Kaffee-Klatsch, in EU.L.E.n-Spiegel 8/1997, S.2. und http://de.wikipedia.org/wiki/Kaffee
[48] Süddeutsche Zeitung, Koffein-Konsum bei Schwangeren, 5.11.2008
[49] Ungünstig für Allergiker
[50] aus Bützer, Peter: Coffein-Dynamik, St. Gallen 2009, S. 4-5

Koffein setzt in den Muskeln Energiereserven frei. Bei Ausdauersportlern werden Leistung und Leistungsdauer für eine bestimmte Zeit nach dem Kaffeegenuss erhöht.[51]

Bei normalen Kaffeetrinkern sind die positiven Wirkungen innerhalb von zwei Stunden zu bemerken. Danach sinkt der Koffeinspiegel im Blut rasch wieder.

Wer täglich eine bestimmte Menge (individuell sehr unterschiedlich) Kaffee trinkt, reagiert auf das Koffein nicht mehr so stark, weil der Körper sich daran gewöhnt.[52]

In Modellversuchen zeigten sich Koffein und das daraus im Stoffwechsel entstehende Oxokoffein als Radikalfänger und Antioxidanz. Lösliche Ballaststoffe des Kaffees bildeten einen Nährboden im Darm für gesundheitsfördernde Bakterien. Fettsäuren im Kaffee unterstützten die Regeneration der Darmflora und Alkaloide, die zu den Bitterstoffen gehören, regen den Gallefluss an.

Gut fürs Gehirn

Bei Studien an Versuchstieren wurde beobachtet, dass die Blut-Hirn-Schranke ihr Verhalten veränderte. Frühere Studien hatten schon darauf hingewiesen, dass das Gedächtnis durch Kaffeegenuss länger fit bleibt.[53]

Das kleine Glück

Sonnenlicht fördert die körpereigene Produktion des Glückshormons Serotonin. Kohlenhydrate, Zucker und Koffein können diese anregende Wirkung der Sonne kurzfristig ersetzen. Deswegen wird in den *dunklen* Monaten wesentlich mehr Süßes gegessen als in den hellen. In den nördlichen *dunklen* Ländern werden mehr koffeinhaltige Getränke getrunken oder Speisen gegessen als in südlicheren Gefilden.

So liegt der Verbrauch in Finnland mit 11,38 kg Kaffee pro Kopf im Jahr am höchsten. Es folgen Belgien, Norwegen, Dänemark, Schweden, Schweiz und Deutschland mit 6,97 kg Kaffee pro Kopf im Jahr und erst

---

[51] aus Bützer, Peter: Coffein-Dynamik, St. Gallen 2009, S. 10
[52] aus Annaheim, Simon: Auswirkungen des Koffeins auf den menschlichen Organismus, Semesterarbeit, SS 2003, S. 11
[53] Im Juli 2009 wurde durch eine amerikanische Studie an Mäusen herausgefunden, dass Koffein den Gedächtnisverlust bei einer Alzheimer-Erkrankung nicht nur stoppt, sondern zum Teil auch wieder rückgängig machen kann. aus www.wissenschaft.de/wissenschaft/news/304976

dann folgen die „südlicheren" und helleren Länder: Österreich, Italien, Griechenland, Frankreich, Portugal und Spanien.[54]

Gesund genießen

Bitterstoffe geben Kaffee seinen typischen Geschmack. Bitterstoffe helfen bei der Entgiftung und stärken das Immunsystem. So betrachtet ist Kaffee gesund. Sobald Milch oder Sahne zum Kaffee genommen wird, sind die Bitterstoffe wirkungslos.[55]

Kaffee erzeugt keine Harnsäure, was fälschlicherweise oft vermutet wird.[56] Wer aber Zucker oder Süßstoff zu seinem Kaffee gibt, regt die Produktion der Harnsäure dadurch an. Auch in diesem Fall ist die gesunde Wirkung des Kaffees beeinträchtigt.

Wer seinen Kaffee mit gutem Gewissen trinken will, ohne die gesundheitlichen Vorteile zu verlieren, muss ihn schwarz und ungesüßt trinken.

Das rechte Maß

Bis zu vier Tassen am Tag sollen gesund oder unbedenklich sein. Doch jeder reagiert anders und muss selbst herausfinden, wie viel Kaffee sein Organismus verträgt.[57]

Wiederverwertung von Kaffeesatz

Kaffeesatz ist ein **mineralstoffreicher Dünger** für Zimmerpflanzen, Balkonkästen oder den eigenen Garten. Rosen blühen üppiger, wenn Kaffeesatz die Erde über ihren Wurzeln bedeckt.

Schnecken meiden Kaffeesatz, sie mögen den Geruch nicht und die sandige Konsistenz versperrt ihnen den Weg.

Kaffeesatz kann man als **Körperpeeling** verwenden, entweder pur, mit Öl, mit Sahne oder auch Honig vermischt, je nach Beschaffenheit der Haut. Die Haut wird sehr weich und zart dadurch.

Im **Haushalt** kann man mit Kaffeesatz enge Flaschen und Gläser reinigen oder ihn als Scheuermittel benutzen.

Kaffeesatz gehört in die Biotonne.

---

[54] aus http://www.eberlein.at/coffeeandflavor/
[55] aus http://de.wikipedia.org/wiki/Flavonoide
[56] aus Bützer, Peter: Coffein-Dynamik, St. Gallen 2009, S. 5
[57] aus www.kraeuter-verzeichnis.de/blog/gesunder-kaffee.shtml

Erfahrungen in Stichworten

Bei manchen Beschwerden wirkt ein Kaffee-Einlauf sofort und lindert die Symptome. Um eine bestehende Leberschwäche mit ihren diffusen Symptomen dauerhaft zu verbessern, hilft der Kaffee-Einlauf nur, wenn man ihn über einen langen Zeitraum mindestens einmal täglich durchführt. Wichtig ist es, sich selbst zu beobachten und auf seine eigene Stimme zu hören.

Albträume können sich durch regelmäßige Kaffee-Einläufe verbessern. Albträume werden häufig durch körperliche Funktionsstörungen oder Belastungen ausgelöst und nicht durch psychische Schwierigkeiten.

Akute **Bauchkrämpfe** können durch einen Kaffee-Einlauf verbessert werden, da sich durch die Stimulierung des Parasympathikus die gesamten Muskeln und Gefäße entspannen.

Blähungen können sich durch Kaffee-Einläufe verbessern. Meist ist dies nicht direkt nach dem ersten Einlauf der Fall, sondern es dauert eine gewisse Zeit. Erst wenn sich die Darmflora verändert hat, bessern sich Blähungen langfristig.

Manche Frauen leiden unter **starken Blutungen**. Diese werden meist durch einen Kaffee-Einlauf vermindert. Bei länger anhaltenden starken Blutungen sollte natürlich ein Arzt aufgesucht werden, um Myome oder Ähnliches auszuschließen.

Depression: Angst- und Panikattacken, Antriebslosigkeit und viele Befindlichkeitsstörungen während einer Depression sind auch Stoffwechselstörungen. Dabei entstehen Gifte aus Entgleisungen des Stoffwechsels. Diese Gifte werden durch einen Kaffee-Einlauf schneller entsorgt und so führt dieser auch bei Depressionen zu einer Entlastung. Gleichzeitig ist der natürliche Rhythmus bei Depressionen häufig gestört, der Ausgleich zwischen Anspannung und Entspannung, zwischen Sympathikus und Parasympathikus. Hier hilft der Kaffee-Einlauf dem Körper, seinen eigenen Rhythmus wieder zu finden, indem er den Parasympathikus unterstützt, der meist zu kurz kommt. So regeneriert der Körper sich leichter.

Bei **Durchfall** hilft der Einlauf, da die überschüssigen Säuren – egal ob sie von einem Infekt oder von belastender Nahrung kommen – schnell ausgeschieden werden. Sobald der Enddarm ausreichend geleert ist, öffnet sich die Dünndarmklappe und die Säuren aus dem Dünndarm rutschen nach. Der saure oder scharfe Geruch der Ausscheidungen macht deutlich, wie viel überschüssige Säuren bei einem Einlauf den Körper verlassen können. In solchen Fällen kann es hilfreich sein, mit lauwarmem Wasser nachzuspülen, bis der Geruch nicht mehr sauer ist.

Ekzeme und Hautjucken können durch einen Kaffee-Einlauf gebessert werden, da durch den Kaffee-Einlauf die Leber schneller Gifte ausscheiden kann, die dann nicht mehr über die Haut ausgeschieden werden müssen.

Entzündungen: Alle entzündlichen Prozesse im Körper werden positiv beeinflusst. Dies führt zu weniger Beschwerden und weniger Schmerzen.

Jede beginnende **Erkältung** verläuft leichter und schneller, wenn man täglich einen Einlauf macht, sobald sich die ersten Symptome zeigen.

Fieber fällt umgehend, sobald man sich gründlich entleert hat.

Die Beschwerden durch **Hämorrhoiden**, wie Nässen, Bluten, Juckreiz und Schmerzen beim Stuhlgang, verschwinden durch tägliche Kaffee-Einläufe. Der Kot ist nicht mehr verhärtet und durch die Entlastung der Leber sind die Hämorrhoiden (die zur Pfortader gehören) meist nicht mehr gefüllt, sondern nur noch schlaffe, leere Venen.

Kopfschmerzen lassen häufig mit einem Kaffee-Einlauf nach.

Eine beginnende **Migräne** wird durch den Einlauf mindestens abgeschwächt. Manchmal verschwindet sie ganz. Man kann alle zwei bis vier Stunden einen Einlauf machen, bis es einem wieder gut geht.

Niedriger Blutdruck kann sich durch regelmäßige Kaffee-Einläufe verbessern. Der Körper wird insgesamt besser mit Sauerstoff und Nährstoffen versorgt und die Leistungs- und Konzentrationsfähigkeit normalisiert sich.

Manche Frauen leiden bei Stress oder Kälte sehr leicht an **Pilzinfektionen**. Wenn man den Körper durch Kaffee-Einläufe unterstützt, sorgt dieser eher für eine gesündere Schleimhaut, auf der sich keine Pilze einnisten können.

Schmerzhafte **Regelblutungen** können sich durch einen Kaffee-Einlauf verbessern, da das aufgenommene Koffein den Parasympathikus stimuliert und zu einer allgemeinen Entspannung führt.

Das **Restless-Legs-Syndrom** verbesserte sich bei einer Betroffenen nach täglichen Kaffee-Einläufen schon innerhalb der ersten Woche und war wesentlich leichter zu ertragen.

Je nachdem, welche Ursachen **Rückenschmerzen** haben, können diese sich durch einen Kaffee-Einlauf schnell bessern. Häufig sind durch einen zu schweren Darm die Bänder des Rückens überlastet. Regelmäßige Kaffee-Einläufe helfen dem Darm, wieder ins Gleichgewicht zu kommen.

Akute **Schmerzzustände** kann ein Kaffee-Einlauf verbessern, da das Blut vermehrt Giftstoffe abgibt.

Leichter Schlaf führt häufig dazu, dass man bei jedem Geräusch wach wird. Das Schlafbedürfnis ist dann insgesamt größer mit geringerer Erholung als bei normalem Tiefschlaf. Bei einer Anwenderin des Kaffee-Klistiers, die seit 5 Jahren unter sehr leichtem Schlaf litt, stellte sich nach mehreren Wochen unregelmäßiger Anwendung wieder tiefer Schlaf ohne ständiges Wachwerden beim leisesten Geräusch ein.

Schlecht Schlafen ist oft ein Zeichen von körperlicher Schwäche und es kann leicht ein Teufelskreis entstehen, da man sich ohne tiefen Schlaf kaum erholt.[58] Kaffee-Einläufe können den Schlaf verbessern. Den Zeitpunkt des Einlaufs sollte man bei Schlafstörungen gezielt testen. Auf manche Menschen wirkt ein Kaffee-Einlauf anregend, andere schlafen und entspannen sich besser. Wie Koffein über den Darm wirkt, hat nichts zu tun mit der Wirkung beim Kaffeetrinken.

Schnupfen oder eine **verstopfte Nase** können durch einen Einlauf verbessert werden, denn alle Schleimhäute des Körpers sind miteinander verbunden.

Körperliche **Schwäche** wird durch einen Kaffee-Einlauf häufig sofort gebessert, weil schädliche Stoffe schnell entsorgt werden.

Je nach der Ursache von **Sodbrennen** kann ein Kaffee-Einlauf zu einer schnellen Erleichterung führen. Gerade wenn der Dickdarm gebläht ist und es zu einem Hochstand des Zwerchfells kommt, schließt der Deckel des Magens nicht. Wenn die Gase abgehen und das Zwerchfell wieder seine „normale" Position einnimmt, kann der Magendeckel auch wieder schließen und das Sodbrennen verschwindet.

---

[58] aus Mayer, Günter: Erwarte ein Wunder, Bietigheim-Bissingen 2003, S.77

Stimmungsschwankungen werden häufig nicht durch Gefühle ausgelöst, sondern durch körperliche Stoffwechselreaktionen. Ein Kaffee-Einlauf entlastet den Körper und führt meist direkt zu mehr Ausgeglichenheit.

Je nach Ursache hilft der Einlauf bei **Übelkeit** oder bringt wenigstens eine Erleichterung.

Unwohlsein entsteht häufig durch eine zu große Giftbelastung. Ein Kaffee-Einlauf beeinflusst diese positiv und verbessert häufig sehr schnell das Wohlbefinden.

Völlegefühl entsteht nicht nur, wenn man zu viel gegessen hat, sondern auch durch Blähungen. Die Gärung in den Därmen führt zu Druck, der sich ausbreitet. Teilweise werden dann das Zwerchfell und der Magen nach oben gedrückt. Nicht nur feste Stoffe verlassen den Darm beim Einlauf, sondern durch die Entspannung und Bewegung der Muskulatur auch Gase. Der Bauch wird dünner und die Organe bekommen wieder mehr Raum.

Natürlich hilft der Einlauf bei **Verstopfung**, denn durch die entspannende Wirkung des Kaffees kann sich der Enddarm leeren. Der regelmäßige Einlauf ist bei starker oder ständiger Verstopfung wesentlich verträglicher als jede noch so sanfte Abführhilfe. Je nach Vorgeschichte und Schädigung des Darmes kann sich dieser entsprechend erholen. Ob es auf Dauer zu eigenständiger Entleerung kommt, hängt von vielen Faktoren ab.

Die vollständige **Verdauung** der Nahrungsmittel findet nur statt, wenn Darm und Stoffwechsel gut funktionieren. Gut verdaute Nahrung hat ihre Nährstoffe abgegeben. Sie riecht nicht übermäßig sauer oder faul.

In den **Wechseljahren** stellt der Körper sich hormonell auf eine andere Lebensphase ein. Das führt oft zu vielfältigen Beschwerden. Da diese spontan kommen und gehen, kommt es oft zu unangenehmen bis schmerzhaften Beschwerden. Der Kaffee-Einlauf nimmt vielen Beschwerden die Schärfe.

Das allgemeine **Wohlbefinden** und ein zuversichtliches **Lebensgefühl** werden durch den Kaffee-Einlauf gefördert. Es lohnt sich, mal einige Wochen einen Selbstversuch zu starten.

Literaturverzeichnis

Amann, Max: **Orthomolekulare Medizin und Oligotherapie in der Leberbehandlung**, in Naturheilpraxis 2/2002, S.196 ff.

Annaheim, Simon: **Auswirkungen des Koffeins auf den menschlichen Organismus**, Semesterarbeit, SS 2003, Zürich.

Angerstein, Joachim, H.: **Die Quark-Öl-Kur**, München, 1999.

Bauer, Joachim: **Das Gedächtnis des Körpers**, Frankfurt a. M. 2002.

Baillie-Hamilton: **Die Detox-Diät**, Bergisch Gladbach 2003.

Bays, Brandon: **The Journey**, Berlin 2004.

Burgerstein, Lothar: **Burgersteins Handbuch Nährstoffe**, Stuttgart 2007.

Budewig, Johanna: **Öl-Eiweiß-Kost**, Kernen 2000.

Ehret, Arnold, Prof.: **Die schleimfreie Heilkost**, Ritterhude 1995.

Daunderer, Max: **Gifte im Alltag**, München 1995.

EVI Labor: **Overgrowth Syndrom**, Altensteig 2000.

Fachwörterbuch der Medizin, München 1995.

Fischer-Reska, Hannelore: **Die Bitterstoff Revolution**, München 2005.

Frohn, Birgit: **Gute Fette schützen Leben**, München 2004.

Gerson Max: **Eine Krebstherapie**, Ergebnisse von 50 Fällen, (Bonita, Ca: The Gerson Institute 1958), Weil der Stadt 2002.

Gershon, Michael: **Der kluge Bauch**, Die Entdeckung des zweiten Gehirns, München 2001.

Ginz, Michael (Dissertation): **Bittere Diketopiperazine und Chlorogensäurederivate in Röstkaffee**, Clausthal-Zellerfeld 2001.

Grüngreiff, K.; Reinhold, D.: **Zink**, Magdeburg 2001.

Gray, Robert: **Das Darmheilungsbuch**, München, 1995.

Grimm, Hans-Ulrich: **Die Ernährungslüge**, München 2003.

Grimm, Hans-Ulrich: **Echt künstlich**, Stuttgart 2007.

Gonder, Ulrike: **Fett**, Stuttgart 2004.

Gonder, Ulrike: **Kaffee-Klatsch**, in EU.L.E.n-Spiegel 8/1997, S. 1-6.

Gräber, René: **Die biologische Lebertherapie**, .pdf vom 26.01.2010.

Hessmann-Kosaris, Anita: **Kaffee, nicht die Bohne ungesund**, München 2000.

Knieriemen, Heinz: **Kaffee, Zaubertrank oder Droge?**, in Natur & Heilen 12/2009, S. 13-17.

Kowalski, Robert E; Ezrin, Calvin: **Die Stoffwechsel – Revolution**, Düsseldorf, Wien, New York und Moskau 1995.

Mayer, Günther: **Gib der Gesundheit eine Chance**, Bietigheim-Bissingen 2008.
Mayer, Günter: **Erwarte ein Wunder**, Bietigheim-Bissingen 2003.
Muth, Jutta; Pollmer, Udo: **Kaffeepause**, in EU.Len-Spiegel 3-4/2006, S. 19-21.
Nesse, Randolph M.; Williams, George C.: **Warum wir krank werden**, München 1997.
Oberbeil, Klaus: **Gesunde Ernährung**, München 2001.
Pape, Detlef; Schwarz, Rudolf; Gillessen, Helmut: **gesund vital schlank**, Köln 2001.
Pape, Detlef; Schwarz, Rudolf; Gillessen, Helmut; Trunz-Carlisi, Elmar: **Schlank im Schlaf**, München 2006.
Pollmer, Udo; Schmelzer-Sandtner, Brigitte: **Wohl bekomm's!** Was Sie vor dem Einkauf über Lebensmittel wissen sollten, Köln 2001.
Reader's Digest, Hrsg.: **Das große Gesundheitsbuch**, Stuttgart 1995.
Sabersky, Annette; Zittlau, Jörg: **Die Qualitätslüge**, München 2009.
Servan-Schreiber, David: **Die neue Medizin der Emotionen**, München 2004.
Schäffler, Arne; Schmidt, Sabine: **Mensch Körper Krankheit**, Neckarsulm, Lübeck, Ulm 1995.
Straus, Howard; Marinacci, Barbara: **Dr. Max Gerson**, Eine Biographie, Wörthersee 2008.
Süddeutsche Zeitung, **Koffein-Konsum bei Schwangeren**, 5.11.2008.

Benutzte Internetseiten

www.wikipedia.org
www.usf.uos.de/usf/literatur/beitraege/texte/049-hauptseminar08.pdf
www.magen.hexal.de/grundwissen/bauchspeicheldruese-leber/
www.wissenschaft.de/wissenschaft/news/282027.html
www.krebsinformationsdienst.de/tumorarten/darmkrebs/was-ist-darmkrebs.php
Bützer, Peter: Coffein-Dynamik, St. Gallen 2009,
www.buetzer.info/fileadmin/pb/pdf-Dateien/COFFEIN.pdf
Diemer, Christina; Diemer, Andreas: Zellerneuerung nach Deepak Chopra, www.praxis-fuer-lebenskunst.de/files/zellerneuerung_nach_deepak_chopra.pdf
www.eberlein.at/coffeeandflavor/
www.kraeuter-verzeichnis.de/blog/gesunder-kaffee.shtml
www.vitalstoff-lexikon.de/Spurenelemente/Zink/

Die Autorinnen

Rahel Bürger-Rasquin wurde 1946 in Solingen geboren. Von ihrer Großmutter erfuhr sie schon vieles über essbare Wildkräuter, die sie bis heute begeistert sammelt und verarbeitet. Nach der Volksschule schloss sie 1962 eine Lehre als Hauswirtschaftsgehilfin ab. Seitdem beschäftigt sie sich mit gesunder Ernährung und gesund erhaltender Lebensweise. Dabei ist ihre Aufmerksamkeit bei den praktischen Dingen, die jeder im Alltag eigenverantwortlich anwenden kann. Individuelle Ernährung zur Stoffwechselregulation, körpereigene Nährstoffe und Frequenzen sowie liebevolle Betreuung sind die Grundlagen ihrer Gesundheits- und Ernährungsberatung.

1977 entdeckte sie ihre Liebe zur klassischen Astrologie und entwickelte daraus eine zeitgemäße meditative Astrologie. Diese verdeutlicht, wie der Mensch seine Anlagen bei den heutigen Herausforderungen leben kann.

Ihr Wissen auf den unterschiedlichen Sachgebieten gibt sie seit mehr als 30 Jahren in Vorträgen, Seminaren, Exkursionen, Büchern und über www.nimmsleicht.com weiter.

Rahel Bürger-Rasquin hat fünf Kinder, sechs Enkel und einen Urenkel aus ihrer Patchworkfamilie. Sie ist in dritter Ehe verheiratet und lebt im Großraum Köln.

Tanja Baker-Zöllner wurde 1965 geboren, nach der Realschule besuchte sie das technische Gymnasium. Sie studierte, bekam 1986 ihren Sohn und machte 1994 ihren Magistra Artium in Semitistik, Vergleichende Religions- und Islamwissenschaft. Nach dem Studium war sie Sachbearbeiterin im Bundestag. 1996 bekam sie eine Tochter. Durch eigene Krankheit oder die ihrer Kinder setzte sie sich immer wieder mit Naturheilkunde und Homöopathie auseinander. Sie probierte aus, was bei akuten Beschwerden half und was ihre Gesundheit und die ihrer Kinder stabilisierte.

Seit 2004 ist sie freiberuflich als Lektorin tätig, betreut einen Internetshop und entwickelt kreative Werbeideen für Bücher. 2009 erschien das erste Buch mit ihr als Co-Autorin.

Tanja Baker-Zöllner lebt mit ihrer Tochter und ihren Katzen im idyllischen Siegtal und ist 2009 Großmutter geworden.

Bücher von Rahel Bürger-Rasquin

Mangelkrankheit Depression
Wieder gesund und fröhlich werden
Jahrelanger Mangel an lebensnotwendigen Nährstoffen lässt den Stoffwechsel entgleisen. Chemische Substanzen in Lebensmitteln haben ungeahnte Wirkungen auf Kopf- und Bauchgehirn. Einer Depression liegen häufig Stoffwechselstörungen zugrunde. Außer über die Ernährung gibt es viele Möglichkeiten, den Stoffwechsel wieder ins Gleichgewicht zu bringen. Auch erfahrene Therapeuten finden hier noch Neues.
Verständnis und Einfühlungsvermögen sind für den leidenden Menschen wichtig. Achtung, Respekt und die Anerkennung der eigenen Hilflosigkeit zeichnen einen hilfreichen Begleiter aus. Bei einer Depression ist der Körper krank und braucht dringend Hilfe. Von einer langjährig Betroffenen finden Sie in diesem Buch eine ermutigende Fülle an Informationen und praktischen Ratschlägen, um den körperlichen Mangel zu überwinden.   ISBN 9783837016741, Paperback, 135 Seiten, 14,60 €

Kraftquelle Ernährung
Unverträgliche Lebensmittel erkennen und meiden
Einige Regeln über gesunde Ernährung sind für alle zutreffend, wie regelmäßig essen, wenig Zucker und Alkohol zu sich nehmen, sich mit viel Gemüse, Obst und gesunden Fetten ernähren und ausreichend Wasser trinken. Damit hören die allgemeinen Empfehlungen jedoch schon auf. Was wir essen und trinken, hat einen großen Anteil an unserem Wohlbefinden. 70 % aller Symptome sind durch individuelle Ernährung positiv zu beeinflussen und manchmal sogar aufzulösen. Jeder Mensch ist einmalig und seine Verdauungsmöglichkeiten sind das ebenso. Deswegen braucht jeder die für ihn richtige Nahrung. Nur die richtige Auswahl der Lebensmittel, gepaart mit einer abwechslungsreichen Ernährung, ist gesund.
         ISBN 9783839107348, Paperback, 72 Seiten, 10,50 €

Schlank und Gesund
Stoffwechselregulierung durch individuelle Ernährung
Leicht verständlich erfahren Sie hier das Wesentliche über die Umstellung Ihres Stoffwechsels. Das Wissen um Zusammenhänge in Ihrem Körper motiviert Sie, Ihr Wohlbefinden dauerhaft zu steigern. Die positiven Erfahrungen der Autorin und ihre klare Sprache vermitteln einfühlsam, wie Sie dauerhaft schlanker und gesünder werden können.
         ISBN 9783837010671, Paperback, 60 Seiten, 9,40 €